APPEL AZIJN HELPT

MAAK KENNIS MET EEN EEUWENOUDE NATUURLIJKE REMEDIE

Nirala Zuurbier

Dit boek is geschreven voor informatieve doeleinden. Ondanks zorgvuldigheid bij de samenstelling ervan, kunnen er typografische fouten, onjuistheden en tegenstrijdigheden in staan. De informatie is in geen enkel geval bedoeld als vervanging voor professioneel medisch advies en biedt alleen een beknopt overzicht van theorieën over toepassing van en behandelmethoden met appelazijn. Raadpleeg altijd een arts bij gezondheidsproblemen.

Noch de auteur, noch de uitgever is verantwoordelijk voor welke schade dan ook die direct of indirect het gevolg zou zijn van het gebruik van appelazijn of de informatie in dit boek.

Inhoud

Bijwerkingen 45

Voeding

Voeding is gek genoeg een van de grootste bedreigingen voor de gezondheid van de mens. Met alle rotzooi die we in ons gevoelige, maar toch vergevingsgezinde lijf proppen, is het geen wonder dat er tegenwoordig zoveel mensen zijn met welvaartsziekten. Ziekten die we in de oudheid niet hadden en vandaag de dag eigenlijk nog steeds niet zouden moeten hebben.

Vanaf de dag dat hij zijn eerste 'moderne' maaltijd at, heeft de mens voor altijd zijn systeem belast met het verkeerde voedsel. We hebben heel lang niet nagedacht over onze eetgewoonten, maar alleen ons verlangen naar een snelle voedselbevrediging gestild. Gelukkig komt er voor velen van ons een dag waarop we ons plotseling realiseren dat onze eetgewoonten zowel ons fysieke als mentale welzijn beïnvloeden.

Afgestompte smaakpapillen

We realiseren ons dan dat we al die tijd alleen onze afgestompte smaakpapillen een plezier hebben gedaan in plaats van goed voor ons lichaam te zorgen. Door vervolgens naar de natuur te kijken, hebben we gelukkig toch een uitweg voor dit probleem gevonden.

Hoewel de oplossing eenvoudig is, is deze uiterst effectief omdat er geen onnatuurlijke chemische verbindingen aan te pas komen. Het is simpelweg het gebruik van de prachtige geschenken uit de natuur dat zo goed werkt voor iedereen.

Er zijn door de eeuwen heen veel natuurlijke, genees-krachtige manieren ontdekt om goed voor ons lichaam te zorgen die veilig en effectief zijn. Natuurlijke hulpbronnen worden al gebruikt sinds de prehistorie. Zon, water, frisse lucht, kruiden en zelfgemaakte brouwsels werden ook al generaties lang gebruikt door onze voorouders. En azijn is ook zo'n natuurlijk wonder. Het wordt al sinds mensenheu-genis gebruikt als een succesvolle remedie voor een hele hoop kwalen.

Overbelasting

Door de manier waarop we ons lichaam 'misbruiken' ho-pen zich in het systeem enorme hoeveelheden afvalstoffen op. In het begin valt dit nog niet zo op, omdat het lichaam nog vitaal en flexibel genoeg is om met deze overbelas-ting om te gaan. Maar als we niks doen om dit probleem aan te pakken, krijgt het lichaam het steeds zwaarder te verduren, met vermoeidheid, een lagere weerstand soms al pijn als gevolg. Vervolgens laat je lijf je merken dat het niet goed gaat door ziek te worden. Je hebt vaker griep, hoofdpijn en buikgriep. En als je deze duidelijke aanwijzin-gen negeert en onderdrukt door vrolijk door te gaan met je lijf over te belasten en de kwaaltjes weg te drukken met medicijnen, worden de acute symptomen chronisch. Dan zit je dus echt in de problemen.

Reuma, artritis, hartkwalen, hoge bloeddruk e.d. zijn allemaal tekenen dat het lichaam is verwaarloosd door de onderdrukking van het natuurlijke genezingsvermogen van je lichaam. Gelukkig zijn er bepaalde remedies die het lichaam helpen bij het elimineren van de gifstoffen en dit is waar deze natuurlijke geneeswijzen een waardevolle plaats hebben gevonden in de geneeskunde.

Het mag allemaal wat minder

Het veel minder consumeren van voedingsmiddelen en dranken die bijdragen aan de overbelasting van je systeem, is een eerste grote oppepper voor het lichaam. Dat wil zeggen die geraffineerde en onnatuurlijke voedingsmiddelen zoals wit brood, alcohol, witte suiker, onverzadigde vetten e.d. Verder alle voedingsmiddelen die overmatig slijm en gifstoffen in het systeem veroorzaken, zoals vlees, eieren, en zuivelproducten.

Je zal je nu afvragen wat je moet eten als je deze producten uit het dieet wil schrappen. Als het helemaal stoppen met dit soort voedsel niet lukt, is matiging het sleutelwoord. En dat ondersteund met bepaalde kruiden en andere natuurproducten die helpen bij de afbraak van zuren en slijmafzetting. En dan komen we direct uit bij appelazijn.

Leuk om te weten

Appelazijn kan gebruikt worden als schoon-maakmiddel of glansspoelmiddel. Voeg een scheut appelazijn toe aan je schoonmaaksop en je hebt je badkamer, toilet, keuken in een mum van tijd kalkvrij en glanzend schoon. Of voeg ap-pelazijn toe in het glansspoelmiddel-bakje van je vaatwasser en je vieze vaat komt stralend en schoon uit de vaatwasser.

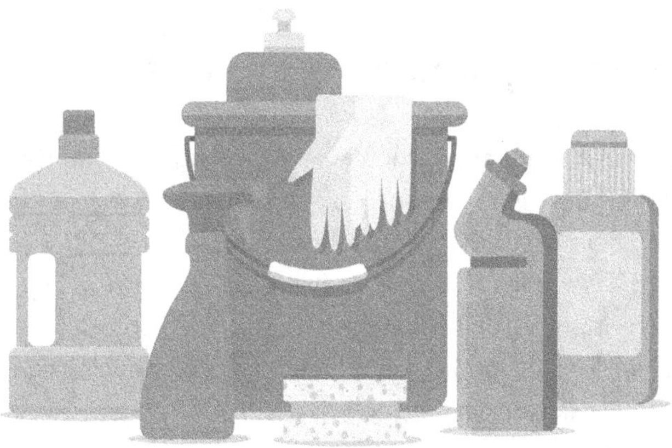

Appelazijn

In het Engels zegt men 'an apple a day, keeps the doctor away' (een appel per dag houdt de dokter weg). En dat moet niet als een gek fabeltje worden beschouwd, want er zit veel meer achter deze wijsheid van weleer.

Appels behoren tot de meest gezondheidsbevorderende vruchten die er zijn, omdat ze een veel belangrijke voedingsstoffen bevatten zoals fosfor, chloor, kalium, natrium, magnesium, calcium, zwavel, ijzer, fluor, silicium en nog een hoop sporenelementen (belangrijke mineralen waarvan je maar een piepklein beetje nodig hebt).
En deze stoffen zitten allemaal in appelazijn.

Wat doet het?

Appelazijn is heel erg effectief in het ontgiften (detoxen) van het bloed en verschillende organen in het lichaam. Het is dus een zuiveraar, omdat het vet-, slijm- en slijmafzettingen in het lichaam afbreekt. Het bevordert daarom de gezondheid van de vitale organen van het lichaam, zoals de nieren, blaas en lever.

> *Een leuk weetje over appels is dat ze tot de rozenfamilie behoren, net als peren, perziken, kersen en pruimen. Appels hebben dus meer gemeen met bloemen dan je misschien zou denken.*

Appelazijn helpt ook bij het handhaven van een gezond zuur-base-evenwicht van het bloed -de pH-balans- waardoor wordt voorkomen dat het bloed te dik en te stroperig wordt. Dat zou kunnen leiden tot problemen met het hart en bloedvaten en een hoge bloeddruk.

Appelazijn bevordert verder de spijsvertering en het neutraliseert gifstoffen die in het lichaam worden opgenomen. Veel mensen die voor de maaltijd glas water met een scheutje appelazijn nemen, zeggen geen opgeblazen gevoel of brandend maagzuur te hebben, terwijl hun tafelgenoten dat wel hadden.

Kalium

Appelazijn bevat veel kalium. Een kaliumgebrek wordt o.a. in verband gebracht met een chronische loopneus. Overmatige slijmvorming, tranende ogen, bijholteontstekingen (sinusitis), tandbederf en het splijten van vingernagels zijn ook tekenen van kaliumtekort die je kunt aanpakken door appelazijn in te nemen.

Kalium is essentieel voor de normale groei van het lichaam en voor het herstel en de vervanging van lichaamscellen. Het is net zo belangrijk voor de zachte weefsels als calcium dat is voor de botten en tanden. Het vertraagt ook de verharding van de bloedvaten.

Mensen met een kaliumtekort hebben vaak overmatige eeltvorming op de voetzolen en handpalmen. Ook haaruitval zou gelinkt zijn aan te weinig van dit mineraal-zout.

Planten

Onderzoeken hebben aangetoond dat een bodem met een tekort aan kalium ondermaatse planten geeft. Als er met bemesting kalium aan de bodem wordt toegevoegd, worden de planten steviger en hoger. Iets vergelijkbaars zien we ook bij dieren, waar kalium in de vorm van appelazijn het uiterlijk en de conditie van het vee verbeterde.

Elke ochtend twee theelepels appelazijn innemen met water geeft al goede resultaten. De beste manier om appelazijn in het gezin te introduceren, is door het te gebruiken in plaats van gewone tafelazijn en het te gebruiken bij het koken.

Het therapeutisch gebruik van appelazijn

We hebben al veel therapeutische voordelen van het gebruik van appelazijn ontdekt voor tal van klachten, variërend van obesitas (overgewicht) tot artritis en van diabetes tot candida.

- Appelazijn kan helpen om de spijsvertering te verbeteren, door de enzymproductie en het maagzuur te stimuleren. Het kan ook darmgas, krampen en constipatie verminderen.
- Je kunt appelazijn inzetten om gewicht te verliezen, door het verzadigingsgevoel te verhogen en de bloedsuikerspiegel te stabiliseren. Het kan ook de stofwisseling en de vetverbranding bevorderen.
- Het kan bijdragen aan het reguleren van de bloedsuikerspiegel, vooral bij mensen met diabetes. Appelazijn verbetert de insulinegevoeligheid en vertraagt de suikeropname.
- Het immuunsysteem (je weerstand) kun je versterken met deze azijn, doordat het de pH-waarde (zuurgraad) van het lichaam balanceert en schadelijke bacteriën en virussen te bestrijdt. Het kan ook infecties zoals candida voorkomen of verminderen.

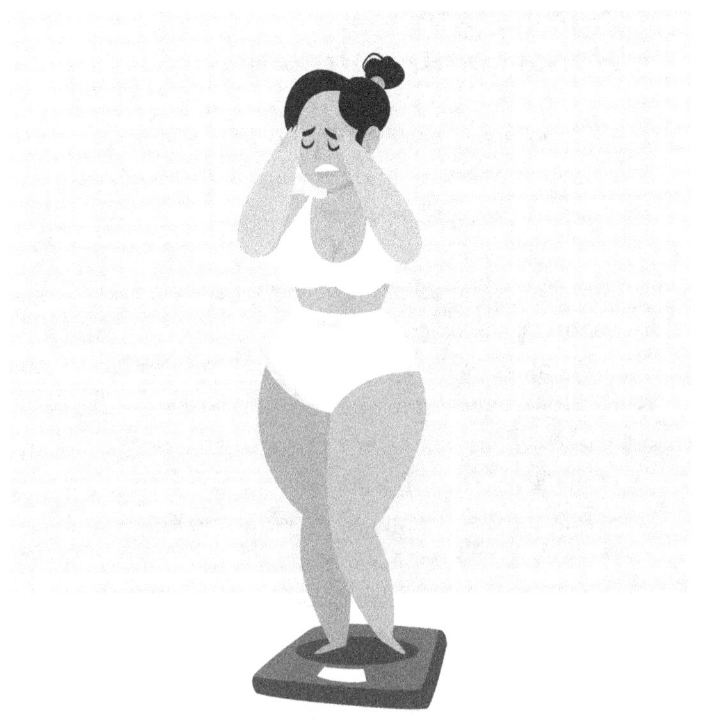

Appelazijn in de keuken

Naast de therapeutische voordelen van het gebruik van appelazijn, zoals beschreven in dit boek, kun je het natuurlijk ook gewoon voor een aantal andere doeleinden gebruiken, zoals om een saladedressing te maken, voor het inmaken van groenten of als een smaakmaker in de keuken. Probeer appelazijn te gebruiken waar citroensap nodig is, bijvoorbeeld bij het maken van mayonaise of giet gewoon wat appelazijn over een salade voor het opdienen.

Detoxen met 'Honeycomb Harmony'

Het is ook een heel verfrissend drankje, warm of koud, met een beetje honing. Dit drankje werkt ook nog eens als detox.

- *Meng 1 eetlepel appelazijn met 2 theelepels honing in een glas.*
- *Voeg 1 warm water toe aan het mengsel. Zorg ervoor dat je geen kokend water gebruikt, want dit kan de werkzame stoffen waar honing zo rijk aan is, kapot maken.*
- *Roer 1 theelepel gemalen kurkuma en een snufje cayennepeper erdoor.*
- *Je kunt het afmaken door er een schijfje citroen of sinaasappel in te doen.*

'Honeycomb Harmony', zoals dit hippe drankje heet, is niet alleen een superdetox. Het heeft ook een ontstekingsremmende en anti-oxidante werking.

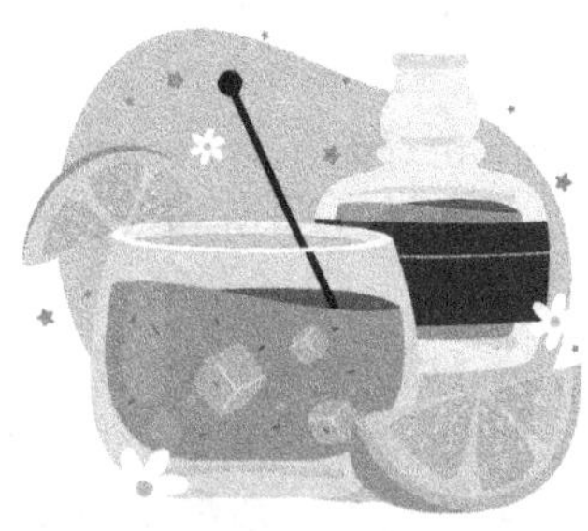

Veelgestelde vragen

Wat is azijn eigenlijk?

Azijn is een zure vloeistof die ontstaat door vergisting van alcohol. Dat kan alcohol zijn uit wijn, bier, appelcider of andere dranken of producten. De vergisting wordt veroorzaakt door een bacterie die 'acetobacter' heet. Het belangrijkste bestanddeel van azijn is azijnzuur, dat verantwoordelijk is voor de zure smaak en de conserverende eigenschappen ervan.

Hoe wordt het gemaakt?

1. Suikers, meestal afkomstig van vruchten, granen of andere plantaardige bronnen, worden gefermenteerd door gisten. Deze gisten zetten de suikers om in alcohol.
2. De alcoholische vloeistof wordt dan blootgesteld aan zuurstof. Bacteriën van het geslacht 'acetobacter' oxideren de alcohol tot azijnzuur. Dit proces heet zuurfermentatie.
3. Na de voltooiing van de fermentatie ontstaat azijn, dat een mengsel is van water en azijnzuur, samen met kleine hoeveelheden andere stoffen.

Wat is het verschil tussen gewone azijn en appelazijn?

Het belangrijkste verschil tussen gewone azijn en appelazijn is het basisingrediënt waaruit ze worden gemaakt. Gewone azijn kan worden gemaakt van verschillende grondstoffen, zoals granen, druiven of suikerbieten. Appelazijn wordt uitsluitend gemaakt van gefermenteerde appels. Dit geeft appelazijn een mildere en zoetere smaak dan gewone azijn.

Een ander verschil zit in de gezondheidsvoordelen. Appelazijn wordt vaak geprezen om zijn gezondheidsbevorderende eigenschappen, zoals het reguleren van de bloedsuikerspiegel, het bevorderen van gewichtsverlies en het verminderen van cholesterol. En daar ga je in het volgende hoofdstuk nog veel over lezen.

En tussen appelazijn en appelciderazijn?

Appelazijn en appelciderazijn zijn twee verschillende namen voor hetzelfde product. Ze worden allebei gemaakt van gefermenteerd sap van appels die een lage hoeveelheid suiker en een hoge zuurgraad hebben, dat eerst alcohol wordt en daarna azijnzuur.

Het enige verschil is dat sommige appelazijnen troebel zijn en andere helder. De troebele appelazijn bevat nog een deel van de 'moeder'. Dat is een substantie die ontstaat tijdens het fermentatieproces. Omdat de moeder extra gezonde eigenschappen heeft, is deze azijn de beste keuze.

Van welk soort appels wordt appelazijn gemaakt?

Appelazijn kan worden gemaakt van verschillende soorten appels, maar het is belangrijk dat ze zacht, zoet en rijp zijn. Sommige voorbeelden van geschikte appels zijn Goudreinet, Elstar, Jonagold en Granny Smith.

Bestaat er ook perenazijn en is dit net zo gezond?

Ja, er bestaat ook perenazijn; een azijn die gemaakt wordt van vergist perensap. Het lijkt op appelazijn, maar het heeft een zoetere en mildere smaak. Perenazijn heeft vergelijkbare gezondheidsvoordelen als appelazijn.

Wat is de voedingswaarde van appelazijn?

De voedingswaarde van appelazijn hangt af van de productiemethode en de oorsprong van de appels die worden gebruikt. Over het algemeen bevat appelazijn weinig calorieën, koolhydraten en vetten, maar wel een aantal belangrijke voedingsstoffen zoals azijnzuur, vitaminen, mineralen, aminozuren en anti-oxidanten.

Een eetlepel appelazijn (15 gram) bevat gemiddeld:
- 3,1 kcal
- 0,1 gram koolhydraten (suiker)
- 0,1 gram eiwit
- 0,1 gram vet
- 0,1 gram vezels

- 5% van de aanbevolen dagelijkse hoeveelheid (ADH) kalium
- 1% van de ADH fosfor
- 1% van de ADH calcium
- 1% van de ADH magnesium

Wat zijn anti-oxidanten die in appelazijn zitten?

Anti-oxidanten zijn stoffen die je lichaam beschermen tegen schade door vrije radicalen (schadelijke moleculen) en die ontstekingen kunnen verminderen. Appelazijn bevat verschillende soorten anti-oxidanten, zoals polyfenolen, die (uiteraard) ook in appels en andere plantaardige voedingsmiddelen zitten.

Hoe maak ik zelf appelazijn?

1. Gebruik de schillen en klokhuizen van onbespoten appels. Biologische appels zijn ideaal omdat ze geen resten van pesticiden bevatten die de fermentatie (vergisting) kunnen beïnvloeden.
2. Doe de schillen en klokhuizen in een schone (!) glazen pot. Voeg een eetlepel suiker toe om het fermentatieproces te versnellen.
3. Giet water in de pot tot alle appelstukjes helemaal onder water staan.
4. Doe een schone doek of kaasdoek over de opening van de pot en zet deze vast met een elastiek of touw. Dit voorkomt dat stof en ongewenste micro-organismen de pot binnendringen.

5. Zet de pot op een warme, donkere plaats en laat
de inhoud vergisten. Roer de inhoud dagelijks om
en controleer op ongewenste geurtjes of schimmels.
Dit fermentatieproces duurt meestal 3-4 weken.
6. Na die 3 tot 4 weken filter je de vloeistof om de
vaste deeltjes te verwijderen. Giet de vloeistof in een
schone glazen fles en sluit deze af.
7. Bewaar de afgesloten fles appelazijn op een koele,
donkere plaats. Het kan nog een tijd blijven rijpen en
smaak ontwikkelen.

Waarom schillen en klokhuizen en geen stukjes appel?

De schillen en klokhuizen bevatten veel natuurlijke
gisten en bacteriën die nodig zijn voor de fermentatie.
Meer dan het vruchtvlees zelf bevat. Door alleen de
schillen en klokhuizen te gebruiken, voorkom je ook
dat de azijn te zoet wordt of te veel pulp bevat.

Als je hele appels in stukjes zou gebruiken, zou je meer
suiker en water moeten toevoegen om de fermentatie
op gang te brengen. Dit zou de smaak en de kwaliteit
van de azijn beïnvloeden.

Het gebruik van schillen en klokhuizen kan ook een
duurzame benadering zijn, omdat het een manier
is om restjes te gebruiken die anders misschien
worden weggegooid.

Is appelazijn slecht voor je lever?

Appelazijn is over het algemeen niet slecht voor je lever, tenzij je er te veel van drinkt of het onverdund drinkt. Je belast je lever dan met te veel zuur.

En voor je nieren?

Nee, bij normaal gebruik is appelazijn niet slecht voor je nieren. Appelazijn kan zelfs helpen om je nieren te ontgiften, te beschermen tegen nierstenen en te ondersteunen bij de spijsvertering. Het is wel belangrijk om appelazijn altijd te verdunnen met water of een ander drankje. Te veel appelazijn kan je kaliumgehalte verlagen, wat nadelig kan zijn voor je nieren.

Hoe kan appelazijn je kaliumgehalte nou verlagen als er juist veel kalium inzit?

Appelazijn bevat inderdaad kalium, maar ook azijnzuur. Azijnzuur kan de opname van kalium in de darmen verminderen en de uitscheiding van kalium via de urine verhogen. Neem daarom niet meer appelazijn dan we in dit boek steeds aangeven.

Hoe bewaar ik appelazijn het beste?

Bewaar appelazijn op een koele, donkere plaats, zoals een voorraadkast. Vermijd blootstelling aan direct zonlicht, omdat dit de kwaliteit kan verminderen. Zorg ervoor dat de fles goed is afgesloten om oxidatie te voorkomen. Het heeft geen koeling nodig.

Aandoeningen

Appelazijn is een natuurlijk product dat al eeuwenlang gebruikt wordt voor verschillende gezondheidsdoeleinden. Het bevat azijnzuur, belangrijke enzymen, mineralen en anti-oxidanten die gunstige effecten kunnen hebben op het lichaam. In dit hoofdstuk zullen we enkele aandoeningen bespreken waarbij appelazijn kan helpen of ondersteunen.

Voor de zekerheid nog even dit: de informatie in dit hoofdstuk is bedoeld voor educatieve doeleinden en niet als medisch advies. Niet voor alle beweringen bestaat overtuigend wetenschappelijk bewijs. Raadpleeg altijd een arts voordat je appelazijn als remedie gebruikt. Azijn is geen medicijn.

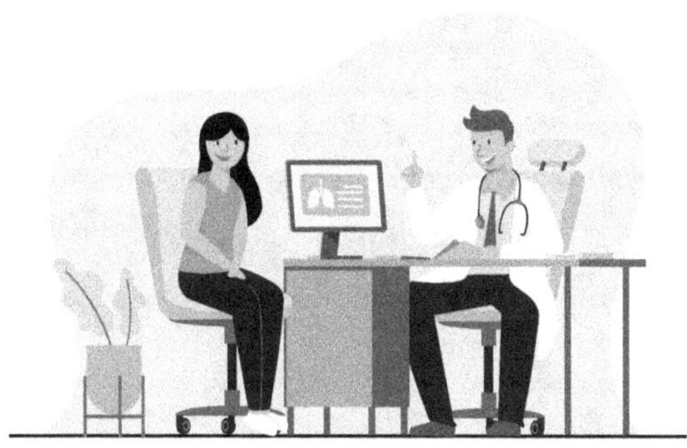

Afscheiding in het oor

Appelazijn werkt ontsmettend en kan daarom helpen bij een gehoorgangontsteking, wat een mogelijke oorzaak is van afscheiding in het oor.

- Doe de azijn in een druppelflesje en verwarm dit voor gebruik in je handen.
- Houd je hoofd opzij en laat een paar druppels in de gehoorgang lopen.
- Houd je hoofd minimaal 3 minuten schuin of ga op je zij liggen.
- Herhaal dit twee keer per dag tot de klachten verminderen.
- Let op: als je veel pijn, koorts of bloed in je oor hebt, raadpleeg je een arts.

Artritis

Appelazijn kan helpen om de pijn en ontsteking van artritis te verminderen. Dit komt doordat het overtollig zuur in het bloed neutraliseert, anti-oxidanten bevat en de bloedsuikerspiegel reguleert. Dit zijn een paar manieren waarop je de azijn kunt inzetten bij artritis:

- Drink elke ochtend een glas water met een eetlepel appelazijn en een beetje honing.
- Masseer de pijnlijke gewrichten met een mengsel van appelazijn en olijfolie of jojoba-olie.

- Je kunt je hand of voet waar je last van hebt, twee tot drie keer per dag tien minuten lang in een sterke en warme oplossing van appelazijn dompelen. Gebruik een kwart kopje appelazijn op anderhalve kop water.
- Maak een warm kompres met appelazijn met dit mengsel en wikkel het gewricht waar je last van hebt hiermee in. Zet het vast met een droge doek.

Astma

Astma is een ziekte van de longen waarbij de luchtwegen vernauwen en ontsteken, waardoor ademhalen moeilijk wordt. Appelazijn werkt als een natuurlijk ontsmettingsmiddel en kan de slijmproductie verminderen, de pH-balans herstellen en de weerstand versterken.

Er zijn verschillende manieren om appelazijn te gebruiken als je astmatisch bent:

- Drink elke ochtend een glas water met een theelepel appelazijn en een beetje honing. Dit zou de ontsteking verminderen en de longfunctie verbeteren.
- Gorgel met een mengsel van warm water en appelazijn. Dit kan de keel verzachten en de hoest verminderen.
- Adem de damp van appelazijn in. Dit kan de luchtwegen openen en de ademhaling vergemakkelijken.

Bloedverlies

Appelazijn laat het bloed gemakkelijker te stollen. Als je regelmatig appelazijn met water drinkt en je krijgt een wondje, dan droogt dit sneller op. Als een wondje niet snel geneest of als je vaak een bloedneus hebt, kun je dit proberen:

- Twee theelepels appelazijn in een glas water tijdens de maaltijd en tussendoor, dus in totaal zes glazen. Voor extra doeltreffendheid kan een zeer zwakke oplossing van appelazijn met water (1 op 6) op de pijnlijke plek, wond of snijwond worden aangebracht.
- Op een hardnekkige open wond kun je kunt kompressen met deze verdunning aanbrengen.

Botten

Het mangaan, magnesium, silicium en calcium in appelazijn wordt in verband gebracht met het ondersteunen van de botmassa, wat belangrijk is in de strijd tegen osteoporose (botontkalking). Een supplement met appelazijn kan om deze reden waardevol zijn om te overwegen als je last hebt van een calciumtekort, een probleem hebt met osteoporose of als je de menopauze ingaat, waarin een risico op botverlies een probleem kan vormen.

Appelazijncapsules

Dit zijn capsules die appelazijn in poeder-vorm bevatten. Sommige mensen gebruiken deze supplementen omdat ze de smaak van appelazijn niet lekker vinden of omdat ze het makkelijker vinden om in te nemen.

Brandend maagzuur

- Doe een eetlepel appelazijn in een glas lauw water.
- Voeg indien gewenst een theelepel rauwe honing toe om de smaak te verbeteren.
- Roer goed en drink het langzaam op.

Het wordt aanbevolen om het ongeveer 20-30 minuten vóór een maaltijd te nemen of wanneer je last hebt van brandend maagzuur. Het idee is dat appelazijn zou kunnen helpen bij het neutraliseren van maagzuur.

Candidiasis

Candida is een soort gist die op de huid en in het lichaam van mensen voorkomt, vooral in de mond, de darmen en de vagina. Candida veroorzaakt meestal geen problemen, maar kan soms een infectie veroorzaken als het uit balans raakt. Dit kan leiden tot klachten zoals jeuk, roodheid, afscheiding, pijn of branderig gevoel.

Er zijn verschillende soorten candida-infecties, afhankelijk van de plaats waar ze optreden:

- Spruw: een infectie van de mond en de keel, die witte plekjes, roodheid, kloofjes of een metaalsmaak kan veroorzaken.
- Vaginale candidiasis: een infectie van de vagina, die jeuk, branderigheid, roodheid, zwelling of een witte, brokkelige afscheiding kan veroorzaken.
- Huidcandidiasis: een infectie van de huid, die vooral voorkomt in vochtige huidplooien, zoals onder de borsten, in de liezen of onder een hangbuik. Dit kan roodheid, schilfering, kloofjes of blaasjes veroorzaken.

Het is ook om de hygiëne te verbeteren, de weerstand te verhogen en de risicofactoren te vermijden, zoals antibiotica, suiker, stress of strakke kleding.

Er zijn verschillende topische crèmes en lotions verkrijgbaar, maar een goedkoop alternatief is om twee keer per dag te douchen met een oplossing van appelazijn totdat de symptomen verdwijnen. De oplossing bestaat uit 2 eetlepels azijn in een kwart kopje lauw water. Hiermee help je de pH-balans te herstellen. Bij spruw kun je gorgelen met deze oplossing. Spoel daarna wel je mond om schade aan je tandglazuur te voorkomen.

Cholesterol

Een goed waarschuwingssysteem voor hartaandoeningen is de aanwezigheid van een hoog cholesterolgehalte in het bloed. Je kunt dit helpen voorkomen door een levensstijl te volgen die bestaat uit het eten van een dieet met veel fruit en groenten, het behouden van je ideale gewicht, voldoende lichaamsbeweging en het vermijden van bewerkte voedingsmiddelen, junkfood en gehydrogeneerde oliën.

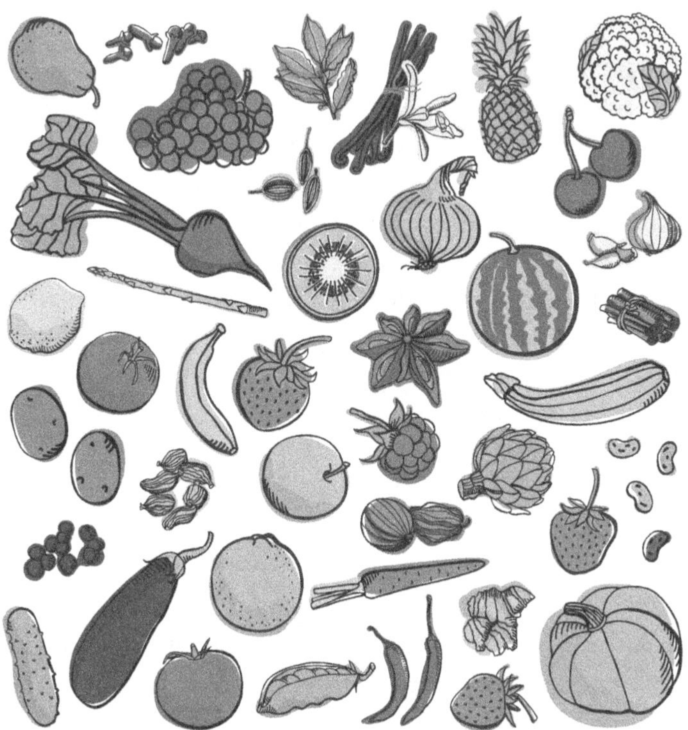

Een andere manier is om vezels aan je dieet toe te voegen, vooral wateroplosbare vezels, zoals de pectine in appelazijn. Vezels nemen vetten en cholesterol op in het lichaam en worden dan uitgescheiden in plaats van opnieuw opgenomen.

De aminozuren in appelazijn zijn ook veelbelovend in het neutraliseren van een deel van het schadelijke geoxideerde ldl-cholesterol.

Colitis

De behandeling met appelazijn en honing wordt effectief gebruikt bij de behandeling van colitis (ontsteking van de dikke darm). Het zou kunnen helpen om de zuurgraad van de maag in evenwicht te brengen, de spijsvertering te verbeteren en de ontsteking van de darmwand te verminderen. Neem drie keer per dag een glas water met twee theelepels appelazijn en honing. Een klysma met deze oplossing helpt ook goed.

Constipatie

Een slechte stoelgang wordt in verband gebracht met allerlei aandoeningen. De logica hierachter is dat als de afvalproducten van onze lichaamsfuncties langer in het lichaam worden vastgehouden dan de natuur van plan is, er gifstoffen terug in het systeem worden opgenomen.

Naarmate we ouder worden, begint ons lichaam achter te lopen in de aanmaak van spijsverteringszuren en -enzymen. Dit kan constipatie veroorzaken. Als we vezels aan ons dieet toevoegen, zoals de pectine in appelazijn, helpen we ons lichaam een beetje met dit probleem.

Constipatie kan ook andere oorzaken hebben, zoals een verkeerd voedingspatroon, onvoldoende vochtinname, te weinig beweging, stress, medicijngebruik of een onderliggende ziekte. Deze oorzaken lenen zich niet voor een aanpak met appelazijn.

Depressie

Hoewel het voorschrijven van appelazijn bij depressie als zeer alternatief of zelfs controversieel kan worden beschouwd, geloven sommige oosterse geneeswijzen dat depressie het symptoom is van een stagnerende of vermoeide lever. Als je in deze filosofie gelooft, dan kan appelazijn je misschien helpen, omdat het een geweldig middel is om te helpen bij het ontgiften en reinigen van de lever.

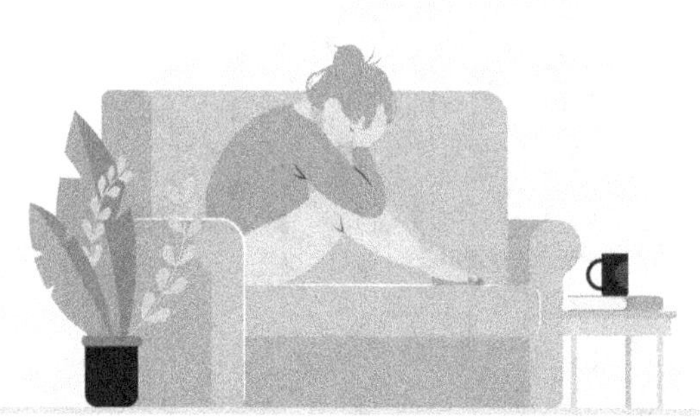

Diabetes

Deze ziekte komt steeds vaker voor en er kunnen verschillende oorzaken aan ten grondslag liggen. Weet dat diabetes een zeer ernstige ziekte is, die goed medisch toezicht vereist en een strikte naleving van dieetvoorschriften en medicatie, zoals voorgeschreven door je arts.

Het is echter interessant om te weten dat appelazijn volgens sommige onderzoeken kan helpen bij het reguleren van de bloedsuikerspiegel bij mensen met diabetes. Het zou de insulinefunctie verbeteren en de glucoseopname door de weefsels verhogen. Ook zou het de vertering van koolhydraten en suikers vertragen, waardoor pieken in het bloedsuikerniveau worden voorkomen. Appelazijn kan dus een natuurlijke aanvulling zijn op de behandeling van diabetes, maar het is geen vervanging voor medicijnen of een gezond dieet.

Diarree

Eerder heb je gelezen dat appelazijn helpt bij de spijsvertering en dat het een antibacteriële en ontstekingsremmende werking heeft voor de darmen en het hele spijsverteringskanaal. Het kan de schadelijke bacteriën in de darmen doden en de darmkrampen verminderen. Dankzij de helende eigenschappen kan diarree in korte tijd onder controle worden gebracht, tenzij er sprake is van een lichamelijke aandoening natuurlijk.

De behandeling bestaat uit het innemen van een theelepel appelazijn in een glas water voor en tussen de maal-
tijden, oftewel ongeveer zes glazen in de loop van de dag.

Er moet wel worden opgemerkt dat diarree een natuurlijke
poging van het lichaam is om een of ander gif te elimineren dat het spijsverteringskanaal irriteert. Appelazijn helpt
alleen de intensiteit te verminderen, terwijl het natuurlijke
verloop van de eliminatie wel gewoon plaatsvindt.

Het is ook verstandig om veel water of kruidenthee te drinken om uitdroging te voorkomen. Als je diarree langer dan
drie dagen aanhoudt of als je andere ernstige symptomen
hebt, raadpleeg dan een arts.

Duizeligheid

Volgens sommige bronnen kan appelazijn helpen om duizeligheid te voorkomen of te verminderen. Appelazijn kan
de spijsvertering verbeteren, de bloeddruk en de bloedsuikerspiegel reguleren en de doorbloeding naar de herse-
nen bevorderen. Dit zijn allemaal factoren die duizeligheid
kunnen veroorzaken of verergeren.

*Let op: appelazijn is geen wondermiddel
en kan niet alle vormen van duizeligheid
genezen. Duizeligheid kan veel oorzaken
hebben, variërend van ernstige ziektes tot
simpelweg een tekort aan water of voedsel.*

Eczeem

Appelazijn wordt ook wel gebruikt als een natuurlijk middel tegen eczeem. Eczeem is een huidaandoening die wordt gekenmerkt door een droge, rode, jeukende of pijnlijke huid. Appelazijn kan helpen om de pH-waarde van de huid te herstellen, de bacteriële infecties te bestrijden, de huid te verzachten en de ontsteking te verminderen.

Er zijn verschillende manieren om appelazijn te gebruiken bij eczeem, zoals het drinken van het mengsel van appelazijn en water dat je nu al een paar keer voorbij hebt zien komen, het aanbrengen van appelazijn op de huid met een watje of een doek of het toevoegen van een kopje appelazijn aan het badwater.

Galstenen en nierstenen

Galstenen en nierstenen zijn harde afzettingen die zich kunnen vormen in de galblaas of de nieren. Ze kunnen pijn, misselijkheid, braken, geelzucht, infecties en andere complicaties veroorzaken.

Appelazijn bevat azijnzuur, dat de pH-waarde van het lichaam kan beïnvloeden. Appelazijn zou kunnen helpen om de galstenen en nierstenen te verzachten of op te lossen, door de zuurgraad van de gal of de urine te verlagen. Dit zou de oplosbaarheid van de stenen kunnen verhogen en de vorming van nieuwe stenen kunnen voorkomen.

Haaruitval

Appelazijn is bijzonder effectief in de strijd tegen haaruitval en het bevorderen van haargroei. Dit zijn de positieve
eigenschappen voor je haar:

- Het versterkt de haarzakjes door de pH-balans
  van de hoofdhuid te herstellen en de haargroei
  te stimuleren.
- Het verbetert de bloedcirculatie naar de hoofdhuid, waardoor de haarwortels meer voedingsstoffen en zuurstof krijgen.
- Het verwijdert restjes van producten die je eerder
  hebt gebruikt (gel, lak e.d.), vuil en dode huidcellen
  die de poriën kunnen verstoppen en de haargroei
  kunnen belemmeren.

Maak een appelazijnspoeling door 50 ml appelazijn te
mengen met 600 ml water en een paar druppels plantaardige olie. Was je haar eerst met shampoo en gebruik
dan de spoeling als conditioner. Laat het enkele minuten
inwerken en spoel het daarna uit met lauw water.

Of maak een appelazijn haarmasker door 2 eetlepels appelazijn te mengen met 1 eetlepel honing en 1 eetlepel aloë
vera gel. Breng het masker aan op je haar en hoofdhuid en
laat het 15 tot 20 minuten intrekken. Spoel het daarna uit
met lauw water.

Hart en bloedvaten

Appelazijn kan ook goed zijn voor de gezondheid van je hart en bloedvaten. Volgens sommige onderzoeken kan het de volgende voordelen hebben:

- Het verlaagt je cholesterol en de hoeveelheid triglyceriden (een soort vet). Beide zijn gerelateerd aan het risico op hart- en vaatziekten.
- Het verlaagt de bloeddruk, die een belangrijke factor is voor de gezondheid van de bloedvaten.
- Het verbetert de insulinegevoeligheid en de bloedsuikerspiegel, die ook een rol spelen bij de preventie van hart- en vaatziekten.

Als je appelazijn wilt gebruiken voor je hart en bloedvaten, kun je het beste een kleine hoeveelheid (ongeveer 2 eetlepels) per dag innemen, gemengd met een glas water.

Hoge bloeddruk

Appelazijn kan ook helpen om de hoge bloeddruk te verlagen, volgens sommige onderzoeken. Dit komt doordat appelazijn de productie van stikstofoxide bevordert, wat de bloedvaten helpt te ontspannen. Appelazijn bevat ook kalium en magnesium, die beide een bloeddrukverlagend effect hebben.

In het geval van hoge bloeddruk moet je natuurlijk ook iets doen aan je eetgewoonten. De nadruk ligt op natuurlijk, biologisch geteeld voedsel, in de vorm van vers fruit, groenten, noten en zaden. Kijk uit met eiwitrijk dierlijk voedsel, zoals eieren, vlees, melk en kaas.

Hoofdpijn

Appelazijn kan ook helpen om hoofdpijn te verlichten. Dit komt doordat het de slijmproductie vermindert, de bloedcirculatie verbetert en de spieren ontspant. Het kan ook de pH-waarde van het lichaam in balans brengen, wat kan bijdragen aan het verminderen van ontstekingen en pijn. Om appelazijn te gebruiken bij hoofdpijn, kun je het volgende doen:

- Drink een glas water met 2 eetlepels appelazijn en een theelepel honing. Dit helpt de hoofdpijn te verzachten en je energie te verhogen.
- Maak een kompres van appelazijn en leg het op je voorhoofd. Dit kan helpen om de spanning in je hoofd te verminderen en de bloedvaten te verwijden. Laat het kompres 15 tot 20 minuten zitten.
- Doe een kopje appelazijn en een kopje water in een pannetje op het fornuis. Laat het langzaam koken. Wanneer de damp uit het de pan opstijgt, leun je er met je hoofd overheen en adem je ongeveer 50 keer in en uit.

Hooikoorts

Doordat appelazijn de slijmproductie vermindert, de bloedcirculatie verbetert en de pH-waarde van het lichaam in balans brengt, kun je gebruiken als je last hebt van hooikoorts. Appelazijn zou ook de immuunreactie op allergenen in toom kunnen houden.

Ongeveer veertien dagen voor het begin van het hooikoortsseizoen moet na elke maaltijd een eetlepel honing worden ingenomen. De gewone dosering appelazijn en honing neem je ook in. Dus twee theelepels appelazijn en een eetlepel honing in een glas water, drie keer per dag. Dit doe je gedurende het hele hooikoortsseizoen.

Keelpijn

Appelazijn kan mogelijk je keelpijn verzachten, omdat het een antibacteriële en een antivirale werking heeft en virussen kan elimineren. Je doet dit door te gorgelen met een mengsel van een eetlepel appelazijn en een eetlepel water op kamertemperatuur. Spoel je mond na het gorgelen met schoon water om te voorkomen dat het azijnzuur het glazuur van je tanden aantast.

Kramp

Appelazijn kan mogelijk helpen om spierkrampen te voorkomen of te verminderen, omdat het een rijke bron van kalium is. Het bevat ongeveer 15 mg per eetlepel. Kalium is een mineraal dat belangrijk is voor de werking van de spieren en zenuwen.

Om appelazijn te gebruiken tegen spierkrampen, kun je een eetlepel appelazijn mengen met een glas water en dit drinken voor of na inspanning. Als je last hebt van nachtelijke spierkrampen, kun je een eetlepel appelazijn toevoegen aan een glas warm water met honing en citroensap en dit drinken voor het slapengaan.

Ontgiften

Appelazijn wordt al eeuwenlang gebruikt om de lever te helpen bij het ontgiften (detoxen, ontslakken) van het lichaam en om te helpen bij het verteren van vet voedsel en voor een goede stofwisseling van eiwitten, vetten en mineralen.

Als het voedsel niet kan worden afgebroken tot een opneembare vorm, kan het lichaam de benodigde voedingsstoffen uit de voeding niet opnemen. Een extra hulp hierbij is het appelzuur en wijnsteenzuur in appelazijn, omdat ze helpen pH-balans te verbeteren. Deze wordt alkalischer (minder zuur). Dit is gunstig omdat sommige gifstoffen zich moeilijker ophopen in een alkalische omgeving.

Appelazijn kan de spijsvertering bevorderen door de productie van maagzuur te stimuleren. Een gezonde spijsvertering kan bijdragen aan het efficiënter afbreken en opnemen van voedingsstoffen, wat goed is voor het ontgiftingsproces.

Tenslotte zou appelazijn helpen de bloedsuikerspiegel te stabiliseren, wat indirect bijdraagt aan de ontgifting van het lichaam.

Overgewicht

Appelazijn wordt al eeuwenlang gebruikt als een middel om af te vallen en hoewel niet altijd duidelijk is hoe het werkt, werkt het echt. Er is gesuggereerd dat appelazijn werkt omdat het ervoor zorgt dat het lichaam beter calorieën verbrandt, de vetverbranding stimuleert, dat het de eetlust vermindert of gewoon dat het de hele stofwisseling aan het werk zet. Maar wat de reden ook is, het blijft een feit dat appelazijn de tand des tijds heeft doorstaan als vetverbrandend supplement en talloze mensen heeft geholpen hun ideale gewicht te bereiken.

Pigmentvlekken

Pigmentvlekken ontstaan door een overmatige aanmaak van melanine in de huid. Melanine is het pigment dat de huidskleur bepaalt. Appelazijn bevat appelzuur, dat de productie van melanine kan remmen en zo de huid kan verlichten.

Bevochtig een watje met een mengsel van appelazijn en water (50/50) en dep dit twee keer per dag op de pigment-vlekken. Laat het 10 tot 15 minuten inwerken en spoel het daarna af met lauw water. Herhaal dit gedurende enkele weken totdat je het gewenste resultaat ziet.

Let op: appelazijn is een zuur product en kan de huid irriteren of beschadigen als het te lang of te vaak wordt gebruikt. Doe altijd eerst een testje op een klein stukje huid om te zien hoe je huid reageert. Vermijd contact met de ogen of open wondjes.

Pukkels

Appelazijn wordt veel gebruikt als een natuurlijk middel tegen pukkels. Pukkels zijn kleine ontstekingen van de huid die worden veroorzaakt door verstopte poriën, bacteriën, hormonen of andere factoren. Appelazijn kan helpen om de pukkels te verminderen door de volgende eigenschappen:

- Het heeft een antibacteriële werking, waardoor het de bacteriën die de pukkels veroorzaken kan doden of remmen.
- Het heeft een zuurgraad die vergelijkbaar is met die van de huid, waardoor het de pH-waarde van de huid kan herstellen en de talgproductie kan reguleren.

- Het bevat alfa-hydroxyzuren die de dode huidcellen kunnen verwijderen en de poriën reinigen.
- Het heeft een ontstekingsremmende werking, waardoor het de roodheid en de zwelling van de pukkels vermindert.

Een goede manier om appelazijn te gebruiken tegen pukkels is door een eetlepel appelazijn te mengen met drie eetlepels water en dit met een watje aan te brengen op de pukkels. Laat het ongeveer 15 minuten inwerken en spoel het daarna af met water. Herhaal dit twee keer per dag tot de pukkels verdwijnen.

Slapeloosheid

Je kunt appelazijn ook gebruiken bij slapeloosheid, dat wil zeggen, het moeilijk in slaap vallen of doorslapen. Appelazijn met honing is een magisch slaapdrankje, omdat het vitamines, mineralen en aminozuren bevat die je lichaam en geest helpen ontspannen. Ook zou appelazijn je bloedsuikerspiegel onder controle houden, wat belangrijk is voor een goede nachtrust. Bovendien zou appelazijn je luchtwegen vrijmaken en je adem verfrissen, wat ook bijdraagt aan een betere slaap.

Voeg een eetlepel appelazijn toe aan een kopje warme kruidenthee, zoals kamille of lavendel, die ook een kalmerend effect hebben en drink dit voor het naar bed gaan.

Stijve gewrichten

Een tekort aan kalium in het lichaam kan stijve gewrichten veroorzaken. Appelazijn kan helpen om dit probleem te verlichten omdat het een goede bron is van deze voedingsstof. Een andere remedie is om te ontspannen in een warm bad met een kopje appelazijn toegevoegd aan het water. Lees ook even het stukje over artritis op pagina 22.

Verkoudheid

Appelazijn is een fijn huismiddel bij verkoudheid. Het versterkt het immuunsysteem en bestrijdt de virussen en bacteriën die de verkoudheid veroorzaken. Dit komt door het hoge gehalte aan appelzuur dat in appelazijn zit. Ook zou appelazijn de slijmvorming in de keel en de neus kunnen verminderen, de hoest verzachten en de keelpijn verlichten.

De pH-waarde (zuurgraad) van het lichaam wordt voordat een verkoudheid of griep toeslaat een beetje meer alkalisch (minder zuur). Appelazijn helpt dit te herstellen.

Appelazijn helpt

Om appelazijn te gebruiken voor je verkoudheid, kun je het volgende doen:

- Drink dagelijks een glas water met een eetlepel appelazijn en een theelepel honing. Dit kan je weerstand verhogen en je symptomen verlichten.
- Gorgel met een mengsel van warm water en appelazijn. Dit kan je keel ontsmetten en de pijn verzachten. Vergeet daarna niet je mond te spoelen met water om te voorkomen dat het azijnzuur je tanden aantast.
- Voeg een eetlepel appelazijn toe aan een kopje warme kruidenthee, zoals gember, citroen of tijm. Dit maakt je luchtwegen een beetje vrijer en kalmeert je hoest.

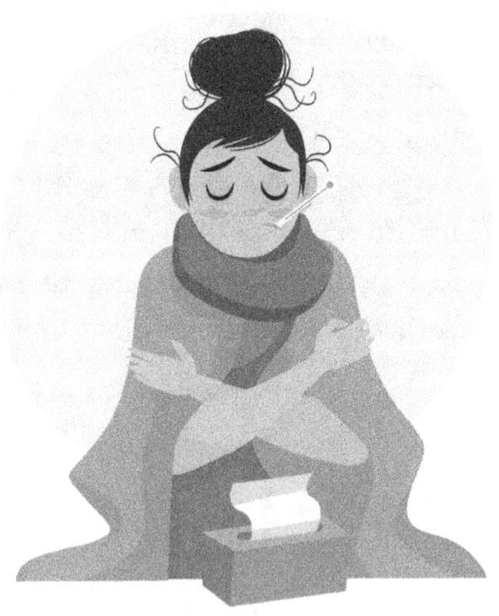

Vermoeide ogen

Appelazijn kan ook helpen bij vermoeide ogen, die veroorzaakt kunnen worden door overmatig schermgebruik, lang lezen, slecht licht of een afwijkend gezichtsvermogen. Vermoeide ogen kunnen zich uiten in symptomen zoals wazig zien, hoofdpijn, gevoeligheid voor licht, droge of branderige ogen, en pijn rond de ogen.

Een manier om appelazijn te gebruiken voor vermoeide ogen is om een watje te bevochtigen met een mengsel van appelazijn en water en dit ongeveer 10 minuten op de gesloten ogen te leggen voor. Dit kan de ogen kalmeren en ontspannen en de bloedcirculatie verbeteren.

Let wel op dat appelazijn een zuur product is en dat het niet onverdund in contact mag komen met de ogen of de huid omdat dit irritatie of schade kan veroorzaken.

Verstopte neus

Appelazijn is je vriend bij een verstopte neus, die veroorzaakt kan worden door allergieën, verkoudheid, griep, sinusitis (bijholteontsteking) of droge lucht. Het bevat ontstekingsremmende en antivirale bestanddelen en natuurlijke antihistaminica die effectief zijn om het ongemak dat allergieën veroorzaakt tegen te gaan. Het kan ook het slijm in de neusgaten losmaken en de zwelling verminderen, waardoor je beter kunt ademen.

Je kunt een theelepel appelazijn mengen met een glas water en dit dagelijks drinken, zolang je last hebt van je verstopte neus. Dit kan de algehele gezondheid van de neus en de bijholtes bevorderen en de slijmvorming verminderen.

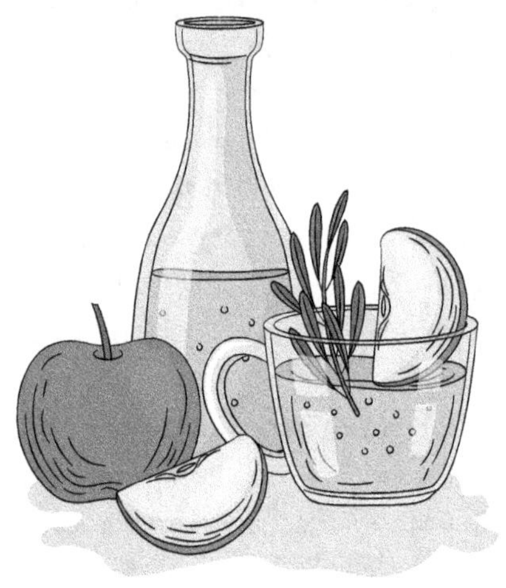

Bijwerkingen

Appelazijn kan in sommige gevallen bijwerkingen hebben of interacties veroorzaken met medicijnen. Het is daarom belangrijk om voorzichtig te zijn met het gebruik van appelazijn als je medicijnen gebruikt en bij twijfel altijd je arts te raadplegen.

Gebruik appelazijn met mate en verdun het altijd met water als je het direct wilt innemen. Het kan anders de maag irriteren en maagklachten veroorzaken. Bij overmatig gebruik kan het het het tandglazuur aantasten.

Appelazijn kan de bloedsuikerspiegel verlagen, wat een probleem kan zijn als je diabetesmedicijnen gebruikt. Het kan ook de doorvoer van het voedsel in de maag vertragen, wat de opname van suikers en andere voedingsstoffen negatief kan beïnvloeden.

Appelazijn kan de kaliumspiegel in het bloed verlagen, wat gevaarlijk kan zijn als je diuretica (plaspillen), hartmedicijnen of insuline gebruikt. Een lage kaliumspiegel kan leiden tot spierzwakte, hartritmestoornissen en andere complicaties.

Appelazijn kan de werking van sommige medicijnen beïnvloeden door de zuurgraad van de maag te veranderen. Dit
kan de opname, afbraak of uitscheiding van de medicijnen
verstoren. Voorbeelden van medicijnen die hierdoor beïn-
vloed kunnen worden zijn bloeddrukverlagende middelen,
cholesterolverlagende middelen en bloedverdunners.

Dit zijn maar een paar voorbeelden van mogelijke bijwerkingen of interacties met medicijnen van appelazijn.
Er kunnen nog andere effecten optreden, afhankelijk
van de soort, dosis en combinatie van medicijnen die
je gebruikt. Daarom is het belangrijk om altijd je arts te
informeren als je appelazijn wilt gebruiken in combinatie
met medicijnen.

Index

F

fluor 9
fosfor 9, 18

G

galstenen 32
geelzucht 32
gewrichten 41
griep 43

H

haargroei 33
haarmasker 33
haaruitval 11, 33
hart 10, 34
hartritmestoornissen 45
hoge bloeddruk 10, 34
hoofdpijn 35, 43
hooikoorst 36
huidcandidiasis 26

I

ijzer 9
insuline 34, 45

K

kalium 9, 11, 20, 37, 45
keelpijn 36
klysma 28

L

lever 9, 29, 37
loopneus 11

M

maagklachten 45
magnesium 9, 18, 24
mangaan 24
melanine 38
menopauze 24

N

nagels 11
natrium 9
neus 43
nieren 9
nierstenen 32